SUR LA

DOUCHE THERMALE

SULFURÉE

PAR

le Docteur Ed. DE LAVARENNE

DE

LUCHON

Communication faite à la *Société d'Hydrologie médicale de Paris*

(SÉANCE DU 17 FÉVRIER 1890)

PARIS

IMPRIMERIE F. LEVÉ

RUE CASSETTE, 17

—

1890

SUR LA

DOUCHE THERMALE

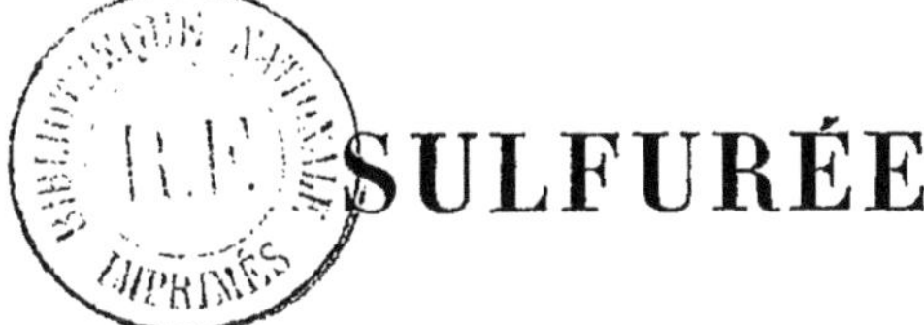

SULFURÉE

PAR

le Docteur Ed. DE LAVARENNE

DE

LUCHON

Communication faite à la *Société d'Hydrologie médicale de Paris*

(SÉANCE DU 17 FÉVRIER 1890)

PARIS

IMPRIMERIE F. LEVÉ

RUE CASSETTE, 17

—

1890

DOUCHE THERMALE SULFURÉE

A propos du remarquable travail de M. Beni-Barde (1) et de la judicieuse argumentation qu'il a suscitée de la part de M. Bottey (2), je demanderai l'autorisation de soumettre à la Société quelques observations relatives à la douche thermale, telle que je l'administre avec les eaux sulfurées de Luchon. Je me propose ainsi, non seulement de faire connaître les résultats que j'ai obtenus, mais encore de solliciter un jugement autorisé sur la méthode que j'ai suivie.

Il est bien entendu que je ne parle ici que de la douche *générale*, me réservant de traiter plus tard de la douche essentiellement *locale*; je dis *essentiellement*, car pour satisfaire à des indications diverses, il peut être nécessaire, dans le cours d'une douche générale, de donner une douche locale, et cela en insistant particulièrement sur une région

---

(1) Quelques considérations sur l'Hydrothérapie.
(2) Discussion sur le travail de M. Beni-Barde. (*Société d'Hydrologie*, p. 35 et suiv. — 1889-90.)

du corps, pratique dont j'aurai, en passant, à dire quelques mots.

L'Eau qui sert aux douches générales est de l'eau sulfurée sodique, fournie par les sources : Bordeu (46°), Reine et Grotte supérieure (54° à 55°), Richard supérieur et Azemar (50°), dont le mélange, s'opérant dans des réservoirs spéciaux, est à une température moyenne de 47° à 48°. De ces réservoirs, situés à 4 m. 75 au-dessus du niveau des salles de douche, l'eau se rend, seulement au moment de l'administration de la douche, dans des appareils mélangeurs, où elle peut être mise en contact avec l'eau froide à 18°, de façon à produire des mélanges en toutes proportions depuis 18° jusqu'à 47°.

C'est ainsi qu'on peut, à Luchon, donner des douches tempérées, neutres (34° à 37°) thermales et hyperthermales, avec une pression uniforme de 4 mètres environ (en tenant compte de la déperdition causée par les coudes des tuyaux et l'appareil mélangeur).

Etant donnés ces deux éléments d'action : d'une part, eaux hyperthermales, d'autre part, pression *seulement* moyenne, j'ai pensé que leur utilisation devait être dirigée surtout dans le sens de la thermalité. C'est ainsi que je n'ai pas tardé à abandonner la pratique traditionnelle de Luchon consistant à diriger sur le malade, presque machinalement, pendant 8, 10 minutes et même plus un jet simple, brisé ou en arrosoir d'eau neutre (Beni-Barde), c'est-à-dire de 35 à 37°, pour terminer par un jet rapide d'eau chaude sur les jambes, et que depuis tantôt dix ans je donne la douche générale relativement *courte* (2 à 3 minutes au maximum), mais *thermale* (38° à 40°). J'en ai basé le mode d'administration sur ce principe, qu'en raison du point de départ éminemment physique de l'action de la douche, chaque région du tégument externe doit être impressionnée par l'eau dans des conditions égales de température, de durée, de pression, conditions variables, bien entendu, suivant les sujets. Des effets, des *impressions* immédiates sont ainsi obtenues, suivis de réactions *organico-réflexes* (Bottey), dont les répétitions successives détermineront, par la suite, les effets thérapeutiques, mais qui se traduisent, pendant et après la douche, par des phénomènes physiologiques dont je vais m'occuper.

Mes observations ont été faites sur des malades qui ont bien voulu s'y prêter et répétées fréquemment sur moi-même.

La douche a été administrée en arrosoir à 40° pendant 2 minutes et terminée par une aspersion de 15 à 20 secondes sur les jambes et les pieds avec l'eau à 45°, dans des salles *aérées*. J'insiste sur ce point ; car on conçoit aisément que, si l'on fait entrer le sujet dans une salle que les vapeurs de l'eau thermale ont rendue une véritable étuve humide, les données de l'expérience seront modifiées. Cependant, je dois faire remarquer que j'agis avec de l'eau thermale sulfureuse, dégageant naturellement des vapeurs sulfhydriquées, que ce dégagement de vapeur est encore augmenté par le brisement de l'eau, que par conséquent pendant les deux minutes de la douche le sujet absorbe par les voies respiratoires une certaine dose d'acide sul-fhydrique, dont l'action vient s'ajouter à celle produite par l'impression cutanée ; mais en somme, c'est là ce qui constitue une douche *thermale sulfurée* et les résultats obtenus résultent bien exclusivement de la douche, car au moment où celle-ci commence, la température de la salle, dans laquelle elle est administrée, est la même que la température ambiante et il n'y a dans l'air que la quantité infinitésimale d'acide sulfhydrique qui se trouve dans l'air de l'Établissement thermal, quantité que l'on peut, dans l'espèce, regarder comme négative.

Ceci posé, j'ai constaté :

A. *Pendant la douche :*

Sous l'impression produite par l'eau thermale, la peau prend une teinte blanc livide pour devenir ensuite rosée, puis d'un rouge vif, et cela avec une intensité et dans un laps de temps variables suivant les sujets et sur un même sujet suivant les jours où on l'observe.

En même temps, il y a de la suffocation, de l'angoisse, quelquefois des frissonnements, et une impression presque analogue à celle produite par l'arrivée d'une douche froide.

La température centrale augmente de 4 à 5 dixièmes de degré, ainsi que je l'ai observé en me servant toujours du même thermomètre à maxima.

B. *Après la douche :*

L'élévation de la température centrale persiste pendant un temps variable, de 10 à 15 minutes au grand maximum ;

La température axillaire s'élève de 4, 5 et même 8 dixièmes de degré ;

Les pulsations augmentent de nombre à raison de 15 à 20 par minute ; en même temps le pouls est plus plein, plus résistant;

Les mouvements respiratoires s'élèvent de 10 en moyenne par minute; mais je dois dire que c'est là l'élément le plus variable : quand on s'observe soi-même, il est bien difficile de ne pas précipiter un peu les mouvements, il en est de même des sujets qui se sentent observés ;

Au bout d'un temps variable, généralement deux à trois minutes après la cessation de la douche, la transpiration survient, débutant toujours par le front, s'accompagnant de picotements à la peau, souvent très vifs au cuir chevelu ;

Presque toujours, 10 à 15 minutes après la douche, il y a envie d'uriner, alors même que cette envie se serait produite, ce qui est très fréquent sinon habituel, pendant la douche, après les 15 à 20 premières secondes : les urines sont claires, limpides, semblables aux urines dites nerveuses.

Tous ces phénomènes sont la traduction d'une stimulation fonctionnelle de tout l'appareil circulatoire ayant son point de départ dans l'action spéciale produite sur le système nerveux périphérique, et aboutissant à une stimulation générale dans l'ensemble des fonctions organiques.

C'est là ce qui nous conduit à qualifier cette douche de *douche stimulante*. Et en effet, il sera possible de modérer la stimulation, d'arriver à la sédation même en abaissant la température, de produire l'excitation en l'augmentant.

Il est bien entendu que je ne fais là qu'un schéma de la douche thermale sulfurée, que dans la pratique, dans son emploi thérapeutique, il est souvent nécessaire d'en varier les applications quant à la durée, quant à la température, quant au mode d'emploi brusque ou progressif de cette température, en se basant sur les manières d'être individuelles qui, à mon avis et dans l'espèce, reposent sur le plus ou moins d'impressionnabilité du système nerveux.

En somme, en basant le mode d'administration de la douche sur le mode de réaction nerveuse de chaque individu, j'arrive à produire sans fatigue une stimulation considérable dans tous les échanges qui constituent la nutrition et, dans la suite du traitement, à obtenir un remontement général de tout l'organisme.

Or c'est là que je voudrais solliciter le jugement des hydrothérapeutes. Etant donné le jeu de thermalité que nous possédons à Luchon, serait-il possible d'obtenir mieux, en augmentant l'autre élément, la pression ? Je ne le crois pas, si j'en juge d'après mes observations personnelles, si j'en juge d'après le dire des malades que j'ai douchés moi-même, ou fait doucher par des gens de service dressés par moi ; les résultats recherchés ont toujours été aussi satisfaisants que possible ; mes malades se sont quelquefois plaint de la *force* des douches, pour me servir d'une de leurs expressions, ils ne se sont jamais plaint de leur *banalité*.

Mais, dira-t-on : la douche *générale* peut se passer d'une haute pression lorsqu'elle est hyper-thermale, il n'en est pas de même lorsqu'il est né-cessaire de lui adjoindre l'action d'une douche *locale*.

A cela je répondrai par une observation que j'ai faite bien souvent. Parmi les nombreux malades arthritiques que j'ai eu à traiter, beaucoup étaient atteints de rhumatisme dit musculaire, ou de né-vralgies affectant une région. Or, en douchant ces malades, j'ai remarqué que la rubéfaction signalée plus haut (congestion) se produisant à toute la sur-face cutanée, la région malade restait blanche (anémie) et que cette même région était insensible au calorique élevé ; j'ai remarqué aussi que cette rubéfaction survenant à la région malade après un certain laps de traitement, était un indice certain d'amélioration, enfin qu'elle marquait la dispari-tion des phénomènes morbides, lorsqu'elle se pro-duisait dans le même temps qu'aux autres points du corps. La conséquence de cette observation est que, dans le traitement de cet ordre d'affections, je m'attache à faire localement des applications spéciales de la douche dans le but de stimuler l'action des nerfs vaso-moteurs qui se trouvent dans un état de parésie plus ou moins accentué.

Là une pression assez forte peut devenir néces-saire pour aider la thermalité à mettre en jeu l'ac-tion nerveuse, mais je dois dire que dans la grande majorité des cas l'eau thermale seule avec sa pres-sion moyenne uniforme et son jeu varié de calo-rique s'est montrée suffisante. Cependant, lorsque je trouve l'amélioration plus lente à se produire que je le désire, lorsqu'une incitation plus vive encore me semble nécessaire, j'ai recours à la douche écossaise, appliquée double ou triple, localement, avec des écarts de température qu'il est possible de varier depuis 10° (eau froide nouvelle) jusqu'à 47° (eau sulfurée) avec une *pression* d'eau froide pouvant aller jusqu'à *deux atmosphères*.

En employant avec discernement ces deux éléments, j'ai pu, presque toujours, arriver à régulariser la circulation périphérique, à obtenir le résultat recherché ; mais ce sont là des moyens énergiques qu'il ne faut mettre en œuvre qu'avec beaucoup de prudence, et je n'hésite pas à dire qu'il faut être très circonspect dans le jeu des pressions, qui n'est autre que celui de traumatismes répétés dont l'action est beaucoup plus difficile à réglementer que celle de la thermalité. Les pressions élevées doivent être réservées à un nombre exceptionnel de cas et sont, à mon avis, d'une façon générale, bien plus du domaine de de l'hydrothérapie froide que de l'hydrothérapie chaude.

Je conclurai donc en disant que les principes d'administration de la douche thermale sulfurée stimulante, doivent se baser sur l'application méthodique d'une pression non traumatique et d'un calorique varié, suivant les différentes susceptibilités individuelles, suivant les affections dont les malades sont atteints.

Paris. — Imprimerie F. Levé, rue Cassette, 17.

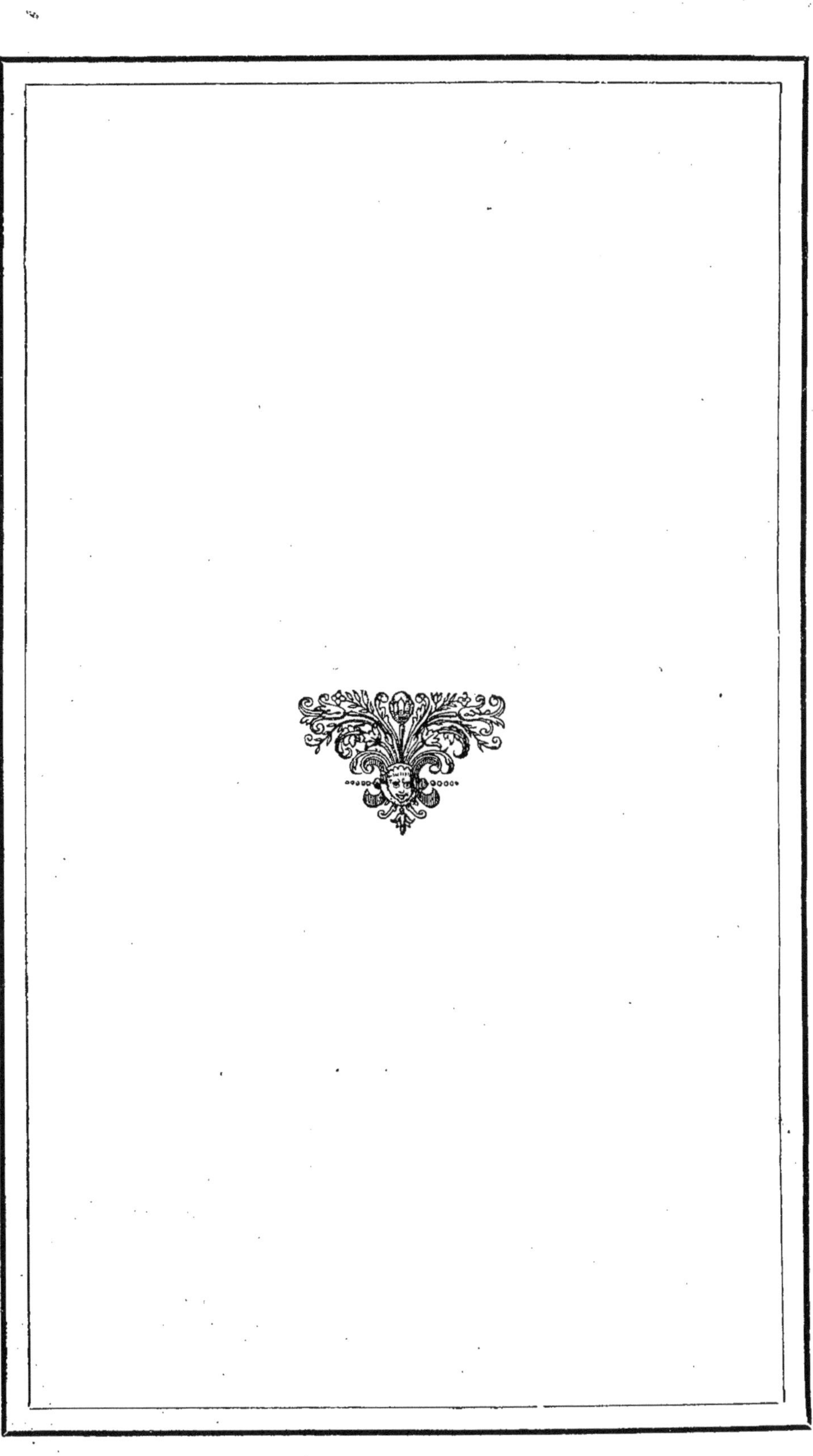